Der geburtshilfliche Phantomkurs

in Frage und Antwort

Von

Professor Dr. **B. Krönig**
Geh. Hofrat, Direktor der Universitäts-Frauenklinik
in Freiburg i. B.

Zweite, unveränderte Auflage.

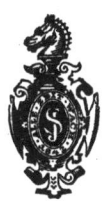

Berlin
Verlag von Julius Springer
1920

ISBN-13: 978-3-642-89991-1 e-ISBN-13: 978-3-642-91848-3
DOI: 10.1007/978-3-642-91848-3

Alle Rechte, insbesondere das der Übersetzung
in fremde Sprachen, vorbehalten.
Copyright 1920 by Julius Springer in Berlin.

Vorwort.

Im geburtshilflichen Phantomexamen habe ich im Laufe der Jahre statistisch die am häufigsten vorkommenden fehlerhaften Antworten zusammengestellt. Diese Antworten zeigten die eine Gesetzmäßigkeit, daß die fehlerhaften Antworten sich auf ganz bestimmte Fragen konzentrierten, ganz gleichgültig, an welcher Hochschule der Kandidat seinen geburtshilflichen Operationskursus gehabt hat. Man kann sich als Prüfender diesen Tatsachen gegenüber verschieden verhalten. Man kann sich entweder mit diesen falschen Antworten als Fatalist wie mit einem unabwendbaren Schicksal in stummer Ergebung abfinden oder man kann als Optimist neue Bahnen versuchen.

Deutschland ist besonders reich an Lehrbüchern des geburtshilflichen Operationskurses. Ich erwähne nur die vorzüglichen Lehrbücher von Döderlein, Fehling, Guggisberg und vielen anderen. Sie alle, jedes in ihrer Art, erfüllen ihren Zweck glänzend.

Dies kleine Vademekum will aufbauend auf diesen Lehrbüchern einige Fragen den Studierenden vorlegen. Die Antworten sind gerade in Rücksicht auf die ausführlichen Darstellungen der Lehrbücher ganz knapp gehalten. Dies Vademekum macht weder Anspruch auf Vollständigkeit, noch auf Wissenschaftlichkeit. Der Verfasser ist sich vollständig bewußt, daß manche Autoren manche Fragen etwas anders beantworten werden. Im Interesse der Kürze und Einheitlichkeit habe ich aber auf jede Diskussion noch unentschiedener Streitfragen verzichtet.

Die Herausgabe dieses kleinen Heftchens gerade in der schweren Kriegszeit schien mir deshalb angezeigt, weil jetzt so mancher Kandidat durch die Ungunst der Verhältnisse gezwungen ist, sich möglichst schnell seine alten Reminiszenzen aus der Studienzeit für das Examen in das Gedächtnis zurückzurufen.

Der Verfasser.

Der geburtshilfliche Phantomkurs

in Frage und Antwort

Von

Professor Dr. **B. Krönig**
Geh. Hofrat, Direktor der Universitäts-Frauenklinik
in Freiburg i. B.

Zweite, unveränderte Auflage.

Berlin
Verlag von Julius Springer
1920

ISBN-13: 978-3-642-89991-1　　e-ISBN-13: 978-3-642-91848-3
DOI: 10.1007/978-3-642-91848-3

Alle Rechte, insbesondere das der Übersetzung
in fremde Sprachen, vorbehalten.
Copyright 1920 by Julius Springer in Berlin.

Verlag von Julius Springer in Berlin W 9.

M. Runges Lehrbücher der Geburtshilfe und Gynäkologie. Fortgeführt von R. Th. von Jaschke und O. Pankow.

Lehrbuch der Geburtshilfe. Neunte Auflage. Mit etwa 375, darunter zahlreichen farbigen Figuren im Text. Unter der Presse. Gebunden Preis etwa M. 28.—.

Lehrbuch der Gynäkologie. Sechste Auflage. Mit etwa 300, darunter zahlreichen farbigen Figuren im Text. Erscheint im Sommer 1920.

Einführung in die gynäkologische Diagnostik.
Von Dr. Wilhelm Weibel, Privatdozent für Geburtshilfe und Gynäkologie, erster Assistent der II. Universitäts-Frauenklinik (Prof. E. Wertheim) in Wien. Mit 144 Textabbildungen. 1917.
Gebunden Preis M. 6.80.

Einführung in die Kinderheilkunde. Ein Lehrbuch
für Studierende und Ärzte. Von Dr. B. Salge, o. ö. Professor der Kinderheilkunde z. Zt. in Marburg. Vierte erweiterte Auflage. Mit 15 Textabbildungen. Gebunden Preis M. 22.—.

Praktische Kinderheilkunde in 36 Vorlesungen für Studierende und Ärzte. Von Prof. Dr. Max Kassowitz, Wien. Mit 44 Abbildungen im Text und auf einer farbigen Tafel. 1910.
Preis M. 18.—; geb. M. 20.—.

Die Krankheiten des Neugeborenen. Von Ritter Dr.
August von Reuß, Assistent an der Universitäts-Kinderklinik, Leiter der Neugeborenenstation an der I. Universitäts-Frauenklinik zu Wien. Mit 90 Textabbildungen. 1914. (Aus Enzyklopädie der klinischen Medizin.) Preis M. 22.—.

Hierzu Teuerungszuschläge.

Verlag von Julius Springer in Berlin W 9.

Technik der klinischen Blutuntersuchung. Für Studierende und Ärzte. Von Oberarzt Dr. A. Pappenheim, Berlin. 1911. Preis M. 2.—.

Grundzüge der pathologisch - histologischen Technik. Von Dr. Arthur Mülberger, M. R. C. S. (England), L. R. C. P. (London). Mit 3 Textabbildungen. 1912.
Preis M. 2.—; geb. M. 2.60.

Histologische Technik für Zahnärzte. Von Dr. med. Lange. 1913. Preis M. 2.80; geb. M. 3.20.

Taschenbuch der speziellen bakterio - serologischen Diagnostik. Von Oberstabsarzt a. D. Dr. Georg Kühnemann, prakt. Arzt in Berlin-Zehlendorf. 1912.
Gebunden Preis M. 2.80.

Repetitorium der Hygiene und Bakteriologie in Frage und Antwort. Von Professor Dr. W. Schürmann, Privatdozent an der Universität Halle a. S. Zweite, erweiterte Auflage. 1919. Preis M. 6.—.

Leitfaden der Mikroparasitologie und Serologie, mit besonderer Berücksichtigung der in den bakteriologischen Kursen gelehrten Untersuchungsmethoden. Ein Hilfsbuch für Studierende, praktische und beamtete Ärzte. Von Prof. Dr. E. Gotschlich, Direktor des Hygienischen Instituts der Universität Gießen, und Prof. Dr. W. Schürmann, Halle a. S. Mit 213 meist farb. Textabbildungen. 1919. Preis M. 25.—; geb. M. 28.60.

Zur Klinik und Anatomie der Nervenschußverletzungen. Von Professor Dr. W. Spielmeyer, Vorstand des anatomischen Laboratoriums der psychiatrischen Klinik in München. Mit 18 Textfiguren und 3 mehrfarbigen Tafeln. 1915. Preis M. 3.60.

Taschenbuch der praktischen Untersuchungsmethoden der Körperflüssigkeiten bei Nerven- und Geisteskrankheiten. Von Dr. V. Kafka, Hamburg-Friedrichsberg. Mit einem Geleitwort von Professor Dr. W. Weygandt. Mit 30 Textabbildungen. 1917. Gebunden Preis M. 5.60.

Hierzu Teuerungszuschläge.

Verlag von Julius Springer in Berlin W 9.

Leitfaden der medizinisch-klinischen Propädeutik. Von Dr. F. Külbs, Professor an der Akademie für praktische Medizin in Köln. Mit 86 Textabbildungen. 1919.
Preis M. 5.—.

Vorlesungen über klinische Propädeutik. Von Dr. E. Magnus-Alsleben, a. o. Professor an der Universität in Würzburg. Mit 14 Abbildungen. 1919. Preis M. 16.—, geb. M. 18.60.

Lehrbuch der Differentialdiagnose innerer Krankheiten. Von Professor Dr. M. Matthes, Geh. Med.-Rat, Direktor der Medizinischen Universitäts-Klinik in Königsberg i. Pr. Mit 88 Textabbildungen. 1919. Preis M. 25.—; geb. M. 28.40.

Lehrbuch der Psychiatrie. Von Dr. E. Bleuler, o. Prof. der Psychiatrie an der Universität Zürich. Zweite, erweiterte Auflage. Mit 51 Textabbildungen. 1918.
Preis M. 18.—; geb. M. 20.60.

Grundriß der Augenheilkunde für Studierende. Von Professor Dr. F. Schieck, Direktor der Univ.-Augenklinik in Halle a. S. Mit 97 Textabbildungen. 1919.
Preis M. 9.—; geb. M. 11.40.

Rezeptur für Studierende und Ärzte. Von Dr. med. John Grönberg. Mit einem Vorwort von Prof. Dr. R. Heinz, Erlangen. Mit 18 Textabbildungen. 1919. Preis M. 5.—.

Hierzu Teuerungszuschläge.

Verlag von Julius Springer in Berlin W 9.

Lehrbuch der Physiologie des Menschen. Von Dr. med. **Rudolf Höber**. o. ö. Professor der Physiologie und Direktor des Physiologischen Instituts der Universität Kiel. Mit 244 Textabbildungen. 1919. Preis M. 22.—; geb. M. 26.60.

Physiologisches Praktikum. Chemische, physikalisch-chemische und physikalische Methoden. Von Professor Dr. **Emil Abderhalden**, Geheimer Medizinalrat, Direktor des Physiologischen Instituts der Universität zu Halle a. S. Mit 287 Figuren im Text. 1919. Preis M. 16.—; geb. M. 18.80.

Praktische Übungen in der Physiologie. Eine Anleitung für Studierende. Von Dr. **L. Asher**, Professor der Physiologie, Direktor des Physiologischen Instituts der Universität Bern. Mit 21 Textfiguren. 1916. Preis M. 6.—; geb. M. 6.80.

Vorlesungen über Physiologie. Von Professor Dr. **M. von Frey**, Direktor des Physiologischen Instituts der Universität Würzburg. Mit zahlreichen Textfiguren. Dritte, umgearbeitete Auflage. Unter der Presse.
Preis etwa M. 24.—; geb. etwa M. 27.—.

Kurzes Lehrbuch der physiologischen Chemie. Von Dr. **Paul Hári**, a. o. Professor der physiologischen und pathologischen Chemie an der Universität Budapest. Mit 3 Textabbildungen. 1918. Preis M. 12.—; geb. M. 14.60.

Klinische Chemie. Von Professor Dr. med. **L. Lichtwitz**, ärztlicher Direktor am Städtischen Krankenhause zu Altona. Mit 13 Textfiguren. 1918. Preis M. 14.—; geb. M. 16.60.

Biochemie. Ein Lehrbuch für Mediziner, Zoologen und Botaniker. Von Professor Dr. **F. Röhmann**, Breslau. Mit 43 Textfiguren und 1 Tafel. 1908. Gebunden Preis M. 20.—.

Hierzu Teuerungszuschläge.

I. Hinterhauptslage.

Verhalten bei Hinterhauptslage und erfüllten Vorbedingungen.

Lehrer:	Schüler:
Vorliegender Teil?	Der Kopf.
Woran erkennen Sie den Kopf?	An einer Naht.
Wo steht die Leitstelle des kindlichen Kopfes?	Zwei Querfinger unterhalb der Linea interspinalis.
Wie definieren wir das Wort Leitstelle?	Tiefster Punkt des vorangehenden Kindsteiles in der Führungslinie.
Was verstehen wir unter Führungslinie?	Die Linie, die die Mitte der geraden Durchmesser der verschiedenen Beckenebenen miteinander verbindet.
Wieviel Beckenebenen denken wir uns durch das kleine Becken der Frau zu unserer Orientierung gelegt?	Vier.
Welches sind diese?	Beckeneingangsebene, parallele Beckenweite, Beckenenge, Beckenausgangsebene.
Von welchem Punkte, bzw. welcher Linie ist die Beckeneingangsebene umgrenzt?	Vorn vom oberen Rand der Symphyse, seitlich von der Linea innominata und hinten vom Promontorium.
Was ist parallele Beckenweite?	Ist die Ebene, die wir uns parallel zur Beckeneingangsebene durch den unteren Rand der Symphyse gelegt denken.
Wovon ist die Beckenenge umgrenzt?	Vorne vom unteren Rand der Symphyse, seitlich von der Spinae ischiadicae, hinten von der Articulatio sacrococcygea.
Wie ist die Beckenausgangsebene umgrenzt?	Vorne vom unteren Rand der Symphyse, seitlich von den Tubera ischiadica, hinten von der Spitze des Steißbeins.

Um uns über die Größenverhältnisse der verschiedenen Beckenebenen eine Vorstellung zu machen, denken

Hinterhauptslage.

Lehrer:

wir uns durch jede Beckenebene verschiedene Durchmesser gelegt: den geraden, den schrägen, den queren.
Wie groß ist der gerade Durchmesser der Beckeneingangsebene?
Der schräge?
Der quere Durchmesser?
Wie groß sind die Durchmesser der parallelen Beckenweite?
Beckenenge. Welcher Durchmesser ist der größte?
Beckenausgangsebene. Welcher Durchmesser ist der größte?

Welche Fontanellen und Nähte fühlen Sie im eingestellten Falle?
Woran erkennen Sie die kleine Fontanelle?
Woran die große?

Wie unterscheiden sich die beiden Seitenfontanellen, die ebenfalls Knochenlücken darstellen, in der 4 Nähte zusammenstoßen, von der großen Fontanelle?
Wie hoch steht die kleine Fontanelle zur großen Fontanelle?
Welche kindliche Lage ist also vorhanden?
Wieviel Drehungen im Geburtsmechanismus der Hinterhauptslage sind schon vollendet, wenn wir 3 Kardinaldrehungen annehmen?

Welche Drehung muß noch beim natürlichen Ge-

Schüler:

11 cm.
12 cm.
13 cm.
Der gerade und quere sind ungefähr gleich groß, die beiden schrägen stellen die größten Durchmesser dar.
Der gerade Durchmesser.

Der gerade, wenn der kindliche Kopf beim Durchtritt durch die Beckenausgangsebene das Steißbein nach hinten zu abdrückt.
Kleine Fontanelle vorn, große Fontanelle hinten, Pfeilnaht im geraden Durchmesser des mütterlichen Beckens.
Es ist eine Knochenlücke, in welcher 3 Nähte zusammenstoßen.
Eine Knochenlücke, in welcher 4 Nähte zusammenstoßen.
In der unmittelbaren Nachbarschaft der Seitenfontanelle fühlen wir das Ohr.

Die kleine Fontanelle steht tiefer als die große.

Hinterhauptslage.

Zwei. 1. Tiefertreten der kleinen Fontanelle gegenüber der großen, und 2. Drehung der Pfeilnaht aus dem anfänglichen Stand im queren Durchmesser des mütterlichen Beckens durch den schrägen in den geraden Durchmesser.
Die Drehung um den queren Durchmesser des kindlichen Kopfes, mit An-

Verhalten bei Hinterhauptslage und erfüllten Vorbedingungen.

Lehrer:	Schüler:
burtsmechanismus ausgeführt werden?	stemmung des Nackens als Hypomochlion an den unteren Rand der Symphyse und Durchschneiden von Stirn, Nase und Kinn über dem Damm.
Kann diese letzte dritte Drehung, die hier noch fehlt, allein durch die spontanen Geburtskräfte vollendet werden?	Ja.
Wenn Sie zur Geburt gerufen werden und nehmen einen derartigen Tastbefund auf, was werden Sie also tun?	Abwarten.
Nur wann werden Sie eingreifen?	Bei Gefahr von seiten der Mutter oder des Kindes.
Woran erkennen wir die Gefährdung des Kindes im Mutterleibe?	a) Am dauernden Sinken der kindlichen Herztöne unter 100 und dauerndem Steigen über 160. b) Am Abgang von Mekonium.

Welche Gefahren der Mutter lassen es wünschenswert erscheinen, die Geburt möglichst zu beschleunigen?	a) Zu langer und zu intensiver Druck auf die mütterlichen Geschlechtsteile, sich äußernd durch Schwellung der äußeren Geschlechtsteile.
	 b) Druck auf die Nachbarorgane, Blase und Mastdarm, sich äußernd durch Abgang von blutigem Urin oder blutigem Stuhl.
	 c) Beginnende Infektion, sich kennzeichnend durch auftretende Temperatursteigerung der Mutter über 38,5° rektal.
	 d) Allgemeine Erkrankungen
	   a) Herzfehler der Mutter.
	   b) Nephritis.
	   c) Eklampsie.
	   d) Infektionskrankheiten, Pneumonie usw.

Nehmen wir an, es bestände eine Gefahr von seiten der Mutter oder des Kindes, oder von beiden, können Sie dann ohne weiteres Ihren Wunsch, das	

Hinterhauptslage.

Lehrer:	**Schüler:**
Kind möglichst bald zu extrahieren, erfüllen?	
Wovon hängt es ab?	Nein.
	Von der Erfüllung gewisser Vorbedingungen.
Welches Extraktionsinstrument kommt hier in Frage?	Bei lebendem Kinde nur die Zange.
Welche Vorbedingungen müssen erfüllt sein, damit Sie in diesem Falle mit der Zange extrahieren können?	a) Allgemeine Vorbedingungen der Extraktion: 1. Es darf kein Mißverhältnis zwischen kindlichem Kopf und mütterlichem Becken vorliegen. 2. Der Muttermund muß vollständig eröffnet sein. b) Es müssen die Vorbedingungen erfüllt sein, die durch das relativ unvollkommene Extraktionsinstrument der Zange bedingt sind.
Welche Vorbedingungen sind das?	Die Bedingungen, die gegeben sind durch die Becken- und Kopfkrümmung der Zange. α) Entsprechend der Kopf- und Beckenkrümmung der Zange muß die Pfeilnaht im geraden Durchmesser des mütterlichen Beckens verlaufen. β) Entsprechend der Kopfkrümmung der Zange darf der kindliche Kopf nicht zu klein und nicht zu groß, und der Kopf darf auch nicht matschig sein. c) Das Kind muß leben, weil wir ein totes Kind besser mit dem Kranioklasten entwickeln. d) Die Fruchtblase muß gesprungen sein.
Sind alle diese Vorbedingungen hier erfüllt?	Ja.
Wenn alle Vorbedingungen wie hier erfüllt sind, von welcher Zangenanlegung sprechen wir dann?	Von einer typischen Zange oder typischen Zangenanlegung.
Welche allgemeinen Grundsätze können Sie für die operative Geburtshilfe technisch aufstellen?	Möglichste Nachahmung des natürlichen Geburtsmechanismus.

Verhalten bei Hinterhauptslage und erfüllten Vorbedingungen.

Lehrer:
Wenn Sie diesem Grundsatze gemäß hier verfahren, so werden Sie die Zange in welchem Durchmesser des mütterlichen Beckens zum Schluß bringen?

Sie werden in erster Position wie lange ziehen?

Welche weitere Drehung des Kopfes werden Sie vermittelst der Zange ausführen?

Der größte Durchmesser, der die Schamspalte hier passiert, ist welcher?

Wie groß ist dieser beim ausgetragenen Kinde?

Wie groß ist der Umfang des kindlichen Kopfes um diesen Durchmesser gelegt, mit anderen Worten, wie groß ist das Durchtrittsplanum?

Wenn Sie die Zange in die Geschlechtsteile der Frau einführen, welchen Zangenlöffel legen Sie zuerst an?

Mit welcher Hand und in welche mütterliche Seite führen Sie den linken Löffel ein?

Was macht die rechte Hand beim Einführen des linken Zangenlöffels?

Wenn Sie die Zange einführen, heben Sie zunächst den Griff der Zange. Warum?

Schüler:
Im queren Durchmesser.

Bis sich der Nacken des kindlichen Kopfes an den unteren Rand der Symphyse als Hypomochlion angestemmt hat.

Ich werde mit der Zange in die zweite und dritte Position übergehen, bis die Griffe der Zange sich dem Bauche der Mutter nähern und bis allmählich über dem Damm Stirn, Nase und Kinn des Kindes erschienen ist.

Der suboccipitobregmatikale Durchmesser.

9,5 cm.

32 cm.

Den linken Zangenlöffel.

Mit der linken Hand in die linke mütterliche Seite.

Sie tuschiert mit 2 oder 4 Fingern möglichst hoch, um so zu verhindern, daß sich zwischen kindlichem Kopf und Zange etwas von den mütterlichen Weichteilen einklemmt.

Um den Löffel der Zange zunächst links hinten im Becken einzuführen, weil dort in der Gegend der Articulatio sacroiliaca relativ viel Platz ist, und so die Zange sich am leichtesten einführen läßt.

Hinterhauptslage.

Lehrer:

Sie senken dann den Griff der Zange in I. Position? Warum?

Wie führen Sie den rechten Löffel ein?

In welchem Durchmesser des mütterlichen Beckens bringen Sie die Zange zum Schluß?

Woran erkennen Sie dieses?

Wenn die Zange zum Schluß gebracht ist, wie führen Sie dann die Extraktion aus?

In welchem Augenblick ist der Damm am meisten gefährdet?

Wie machen Sie den Dammschutz?

Wie nehmen Sie die Zange ab?

Wenn der kindliche Kopf geboren ist, wie werden Sie den Schultergürtel und das Becken des Kindes entwickeln?

Schüler:

Damit der Zangenlöffel von links hinten nach links seitlich, wo er definitiv zu liegen kommt, wandert.

In ganz gleicher Weise wie den linken, nur mit entsprechender Seitenänderung.

Im queren Durchmesser.

Wenn die Zughaken der Zange entsprechend dem queren Durchmesser des mütterlichen Beckens verlaufen.

Ich mache zunächst einen Probezug, indem ich mit der rechten Hand ziehe, den Daumenballen der linken Hand auf das Schloß der Zange und die Spitze des Zeigefingers ungefähr an die Leitstelle des kindlichen Kopfes lege. Der Kopf folgt dem Zuge der Zange, wenn beim Zuge mit der rechten Hand die Zeigefingerspitze sich nicht vom kindlichen Kopf entfernt.

Dann, wenn die große Fontanelle über den Damm schneidet.

a) Entweder so, daß ich den Kopf allmählich unter Führung der Zange über den Damm schneiden lasse, oder

b) indem ich die Zange kurz vor dem Durchschneiden des Durchtrittsplanums abnehme und nun vermittelst des Olshausen-Ritgenschen Handgriffs den kindlichen Kopf entwickle, indem ich den Zeigefinger in das Rektum führe, am Kinn einhake und so die Stirn ganz allmählich über den Damm schneiden lasse.

Ich öffne das Schloß, nehme zuerst den rechten Löffel und dann den linken Löffel vom kindlichen Kopf ab.

Indem ich auch hier den natürlichen Geburtsmechanismus nachahme.

Verhalten bei Hinterhauptslage und nicht erfüllten Vorbedingungen.

Lehrer:	**Schüler:**
Wie schneidet bei einer Spontangeburt der Schultergürtel durch die Schamspalte hindurch?	Die Schulterbreite stellt sich in den geraden Durchmesser des mütterlichen Beckens ein, die eine Schulter stemmt sich am unteren Rand der Symphyse als Hypomochlion an und die andere Schulter entwickelt sich unter Drehung um den geraden Durchmesser des Schultergürtels allmählich über den Damm.
Wenn Sie dieses entsprechend nachahmen wollen, so werden sie bei 1. Hinterhauptslage wie verfahren?	Ich werde das Gesicht des Kindes nach dem rechten mütterlichen Schenkel hindrehen. Ich werde den Kopf dammwärts drücken, bis sich die vordere Schulter an den unteren Rand der Symphyse anstemmt, und werde dann vom Rücken des Kindes aus mit der dem Rücken gegenüberliegenden Hand, also rechten Hand in die hintere Achselhöhle eingehen und unter Zug am Schultergürtel und Kopf allmählich die hintere Schulter unter Drehung um den geraden Durchmesser des Schultergürtels über den Damm schneiden lassen.
Wie entwickeln Sie den Beckengürtel?	Indem ich auch hier den queren Durchmesser des kindlichen Beckens in den geraden Durchmesser des mütterlichen Beckens bringe, dann die vordere Hüfte an den unteren Rand der Symphyse sich anstemmen lasse und durch Heben des Rumpfes die hintere Hüfte allmählich über dem Damm entwickle.

Verhalten bei Hinterhauptslage und nicht erfüllten Vorbedingungen.

Nehmen wir an, der Tastbefund wäre der gleiche wie bei dem eben im Phantom eingestellten kindlichen Kopf, aber der Muttermund wäre erst 3-Markstück groß, was werden Sie dann in der außerklinischen Praxis bei gefährdetem Kinde tun?	Abwarten.

Lehrer:
Was dürfen Sie in der klinischen Geburtshilfe tun, bzw. unter Verhältnissen der Praxis, die denen in der Klinik in bezug auf Assistenz und Beleuchtung gleichkommen?

Warum dürfen Sie dieses unter den gewöhnlichen Verhältnissen der Praxis nicht tun?

Was werden Sie tun, wenn die Mutter in Gefahr, der kindliche Kopf matschig ist, die übrigen Vorbedingungen aber erfüllt sind?

Schüler:
Ich darf den Muttermund durch Zervixinzisionen künstlich bis zur vollständigen Eröffnung erweitern.

Weil die Gefahr des Zervixrisses und der daraus resultierenden Blutung zu groß ist.

Ich werde nicht die Zange, sondern den Kranioklasten anlegen und extrahieren.

II. Gesichtslage.

Was fühlen Sie als vorliegenden Teil?

Womit kann man die Mundöffnung verwechseln?

Wodurch unterscheidet sich die Mundöffnung von der Afteröffnung?

Wo steht die Leitstelle des kindlichen Kopfes?

Wo steht also das kindliche Gesicht mit seinem größten Umfang?

Wie weit ist der Muttermund eröffnet?

Wo steht das Kinn?

Wo steht die große Fontanelle?

Steht Kinn oder Stirn tiefer im Becken?

Wie verläuft die Gesichtslinie?

Was verstehen wir unter Gesichtslinie?

Das Gesicht.

Mit der Afteröffnung.

Die Mundöffnung ist umgeben von den harten Zahnleisten des Unter- und Oberkiefers.

Drei Querfinger breit unterhalb der Linea interspinalis.

In der Beckenausgangsebene.

Vollständig.

Vorn unter der Symphyse.
Hinten, am Steißbein.

Das Kinn.

Im geraden Durchmesser des mütterlichen Beckens.

Die Linie, die die Mitte des Kinns mit der Mitte der großen Fontanelle verbindet.

Gesichtslage.

Lehrer:
Wieviel Drehungen im Geburtsmechanismus bei der Gesichtslage sind hier schon vollendet?
Welche sind diese?

Schüler:
Zwei Drehungen.

Im Anfang der Geburt stehen Kinn und große Fontanelle gleich hoch, die Gesichtslinie verläuft im queren Durchmesser des mütterlichen Beckens. Bei der ersten Drehung tritt das Kinn tiefer wie die große Fontanelle. Bei der zweiten Drehung dreht sich die Gesichtslinie aus dem queren durch den schrägen in den geraden Durchmesser des mütterlichen Beckens, so daß das Kinn nach vorn kommt.
Der Austrittsmechanismus.

Welche Drehung muß hier noch vollendet werden?
Wie verläuft er unter physiologischen Verhältnissen?

Das kindliche Gesicht tritt soweit tiefer, bis der Kinn-Halswinkel sich an den unteren Rand der Symphyse als Hypomochlion anstemmt. Es folgt dann eine Drehung um den queren Durchmesser des kindlichen Kopfes, bis allmählich über dem Damm Stirn, Hinterhaupt und Nacken erscheint.
Die Ebene, welche wir uns um den submentooccipitalen Durchmesser gelegt denken.

Was ist das Durchtrittsplanum?

Wie groß ist der submentooccipitale Durchmesser beim ausgetragenen Kinde?

9,5 cm.

Kann bei der oben angegebenen Einstellung des kindlichen Gesichts die Geburt spontan erfolgen?

Ja.

Was werden Sie also tun, wenn Sie einen derartigen Befund bei einer Gebärenden aufnehmen?

Ich werde abwarten.

Wann werden Sie eingreifen?

Wenn Gefahr von seiten der Mutter oder des Kindes vorliegt.

Sind bei Gefährdung von Mutter oder Kind oder beider in diesem Falle die Vor-

Ja, denn der Kopf steht fest und tief, der Muttermund ist vollständig eröffnet, die Gesichtslinie verläuft im

Gesichtslage.

Lehrer:

bedingungen zur typischen Zange erfüllt?

Besteht eine Gefahr von seiten der Mutter oder des Kindes, was werden Sie tun?

In welchem Durchmesser werden Sie die Zange zum Schluß bringen?

Welche Zugrichtung werden Sie bei der Extraktion einhalten?

Welche Vorsicht werden Sie beim Zangenschluß beachten?

Warum?

Ist beim Durchschneiden des kindlichen Kopfes der Damm bei Gesichtslage mehr gefährdet wie bei Hinterhauptslage?

Wann werden Sie die Zange abnehmen?

Wie werden Sie den Rumpf des Kindes entwickeln?

Nehmen wir an, der Befund wäre der gleiche wie

Schüler:

geraden Durchmesser des mütterlichen Beckens, das Kind ist lebend und normal groß.

Ich werde mit der Zange extrahieren.

Im queren Durchmesser.

Entsprechend dem natürlichen Geburtsmechanismus werde ich in erster Position so lange ziehen, bis der Kinn-Halswinkel sich an den unteren Rand der Symphyse anstemmt. Dann werde ich mit den Zangengriffen in 2. und 3. Position übergehen, bis über dem Damm der kindliche Kopf bis zum Nacken geboren ist.

Ich werde die Zange zum Schluß bringen, indem ich die Zangengriffe etwas über die erste Position erhebe.

Weil nur dann entsprechend der Kopfkrümmung der Zange die Zange fest genug am kindlichen Kopfe liegt.

Nein, denn das Durchtrittsplanum ist bei Gesichtslage nicht größer wie bei Hinterhauptslage.

Wenn bei dritter Position der Zange der Nacken geboren ist.

Genau wie bei Hinterhauptslage. Ich werde bei erster Gesichtslage das Gesicht nach dem rechten mütterlichen Schenkel drehen und werde die Schulterbreite und Hüftbreite in den geraden Durchmesser des mütterlichen Beckens bringen. Durch entsprechende Drehung um den geraden Durchmesser des Schulter- oder Rumpfgürtels werde ich dann die hintere Schulter und die hintere Hüfte über dem Damm schneiden lassen.

Abwarten.

Vorderhauptslage.

Lehrer:	Schüler:
oben, nur mit der Änderung, daß der Muttermund nicht vollständig, sondern 5-Markstück groß eröffnet ist. Was werden Sie in der Praxis bei Gefährdung des Kindes tun?	
Wann werden Sie erst eingreifen?	Erst dann, wenn der Muttermund vollständig eröffnet ist.

III. Vorderhauptslage.

Welchen Befund erheben Sie?	
Wo steht die Leitstelle?	Vorliegender Teil ist der Kopf. Drei Querfinger breit unterhalb der Linea interspinalis.
Wie weit ist der Muttermund eröffnet?	Vollständig.
Ist die Blase gesprungen?	Ja.
Wo steht die große und wo die kleine Fontanelle?	Die große Fontanelle steht vorn, die kleine Fontanelle hinten im mütterlichen Becken.
Welche Fontanelle steht tiefer?	Die große Fontanelle steht tiefer wie die kleine Fontanelle.
Um was für eine Kopflage handelt es sich?	Um eine Vorderhauptslage.
Wie können wir die Vorderhauptslage auffassen?	Als eine Drehungsanomalie der Hinterhauptslage, indem sich bei der Drehung der Pfeilnaht aus dem queren in den geraden Durchmesser die kleine Fontanelle nicht nach vorn, sondern nach hinten schiebt.
Kann sich bei dieser Stellungsanomalie die Geburt des Kindes durch spontane Geburt noch erledigen?	Ja.
Wie erfolgt die Geburt des kindlichen Kopfes?	Bei Spontangeburt entweder in der Weise, daß noch in der Beckenausgangsebene oder im Durchtrittsschlauch eine Drehung des kindlichen Kopfes in der Art stattfindet, daß die große Fontanelle von vorne nach hinten sich begibt und der kindliche Kopf in der Hinterhaupts-

Vorderhauptslage.

Lehrer:

Wie ist dann der Austrittsmechanismus?

Schüler:

lage sich entwickelt, oder, indem der kindliche Kopf in der Vorderhauptslage geboren wird.

Der kindliche Kopf tritt soweit herunter, bis die vordere Spitze der großen Fontanelle sich an den unteren Rand der Symphyse als Hypomochlion anstemmt. Es folgt dann eine Drehung um den queren Durchmesser des kindlichen Kopfes, bis das Hinterhaupt bis zum Nacken über dem Damm geboren ist. Nach der Geburt dieses halben kindlichen Kopfes verlegt sich das Hypomochlion an den Damm. Nun findet wiederum eine Drehung um den queren Durchmesser des kindlichen Kopfes statt, bis unter der Symphyse Gesicht und Kinn geboren ist.

Geht die Geburt des Kindes in Vorderhauptslage mit spontanen Geburtskräften ebenso leicht vor sich wie bei der Hinterhauptslage?

Nein, die Geburt dauert gewöhnlich viel länger.

Woher kommt das?

Entsprechend den Darlegungen Sellheims über den Geburtsmechanismus liegt hier nicht ein solches Drehungsfazillimum wie bei der Hinterhauptslage vor.

Ist bei der Geburt in Vorderhauptslage der Damm mehr gefährdet wie bei Hinterhauptslage?

Nein, denn auch hier ist das Durchtrittsplanum um den suboccipitobregmatikalen Durchmesser gelegt.

Was werden Sie tun, wenn Sie zu einer Geburt gerufen werden, bei der der oben angegebene Tastbefund vorliegt?

Abwarten.

Nur wann werden Sie eingreifen?

Bei Gefährdung von seiten der Mutter, des Kindes oder beider.

Sind die Vorbedingungen zur typischen Zange hier gegeben?

Ja. Denn der kindliche Kopf steht fest und tief im Becken, der Muttermund ist vollständig eröffnet, die Pfeilnaht verläuft im geraden Durchmesser des mütterlichen Beckens.

Vorderhauptslage.

Lehrer:
Wenn Sie aus mütterlicher oder kindlicher Indikation die Zange anlegen und extrahieren, welchen von beiden oben angegebenen Geburtsmechanismus werden Sie nachahmen?

Schüler:
Ich kann beide nachahmen.
a) Ich kann versuchen, vermittelst der Zange eine Rotation des kindlichen Kopfes in der Art auszuführen, daß die große Fontanelle nach hinten und die kleine Fontanelle nach vorne kommt. Ich kann die sogenannte Lange'sche Drehung ausführen.
b) Ich kann in Vorderhauptslage entwickeln.

Welche geburtshilfliche Operation werden Sie vorziehen?

Die Entwicklung in Vorderhauptslage, weil sich die Zange entsprechend ihrem Bau nur äußerst schlecht als Rotationsinstrument für den kindlichen Kopf eignet.

Wenn Sie in Vorderhauptslage entwickeln, in welchem Durchmesser werden Sie die Zange zum Schluß bringen?

Im queren Durchmesser des mütterlichen Beckens.

Welche Zugrichtung werden Sie einhalten?

Ich werde in erster Position so lange ziehen, bis die vordere Spitze der großen Fontanelle sich an den unteren Rand der Symphyse anstemmt, dann in die 2. und 3. Position übergehen, bis das Hinterhaupt bis zum Nacken über dem Damm geboren ist. Ich werde dann rückdrehend, aus der 3. durch die 2. in die 1. Position mit den Zangengriffen zurückgehen, bis unter der Symphyse das Gesicht bis zum Kinn geboren ist.

Ist diese Zange bei Vorderhauptslage ebenso ungefährlich für die mütterlichen Weichteile wie bei der Hinterhauptslage?

Nein.

Warum nicht?

Wenn auch das Durchtrittsplanum bei der Vorderhauptslage nicht größer ist wie bei der Hinterhauptslage, so ist es doch manchmal sehr schwer, gerade die vordere Spitze der großen Fontanelle als Hypomochlion an den unteren Rand der Symphyse zu bringen, weil sich hier das Hypomochlion auf einem

Lehrer:	Schüler:
	Kreisbogen befindet, im Gegensatz zu der Hinterhauptslage, wo das Hypomochlion sich fast von selbst anstemmt; es stellt hier die Spitze eines stumpfen Winkels zwischen Nacken und Hals dar. Wird bei Vorderhauptslage etwas zu weit in 1. Position gezogen, so schneidet leicht als Durchtrittsplanum eine Ebene — gelegt um den fronto-occipitalen Durchmesser — durch, die einen fast 3 cm größeren Umfang hat als das gewünschte Durchtrittsplanum, gelegt um den suboccipitobregmatikalen Durchmesser.
Wie entwickeln Sie Schulter und Becken des Kindes?	In gleicher Weise wie bei Hinterhauptslage.

IV. Erster tiefer Querstand.

Welchen Befund erheben Sie?	Der vorliegende Teil ist der Kopf, erkenntlich an einer Naht.
Wo steht die Leitstelle?	Drei Querfinger breit unterhalb der Linea interspinalis.
Wo steht also der größte Umfang des kindlichen Kopfes?	In der Beckenausgangsebene.
Wo steht die kleine, wo die große Fontanelle?	Die kleine Fontanelle steht links seitlich, die große Fontanelle rechts seitlich. Kleine und große Fontanelle stehen gleich hoch.
Wie verläuft also die Pfeilnaht?	Im queren Durchmesser des mütterlichen Beckens.
Wie weit ist der Muttermund eröffnet?	Vollständig.
Wie bezeichnen wir diese Stellung des kindlichen Kopfes?	Als tiefen Querstand.
Wie können wir uns den tiefen Querstand entstanden denken?	Als eine Drehungsanomalie der Hinterhauptslage.
Worin besteht die Abweichung?	Bei normaler Drehung in Hinterhauptslage sind die beiden ersten Drehungen im Geburtsmechanismus der

Erster tiefer Querstand.

Lehrer:

Schüler:
Hinterhauptslage schon vollendet, wenn der kindliche Kopf mit seinem größten Umfang in die Beckenausgangsebene eingetreten ist. Hier dagegen hat der kindliche Kopf mit seinem größten Umfang die Beckenebenen bis zur Beckenausgangsebene zurückgelegt, ohne daß die Drehung eingetreten ist.

Kann die Drehung bei einer solchen Stellung des kindlichen Kopfes mit seinem größten Umfang in der Beckenausgangsebene oder im Durchtrittsschlauch noch durch die spontanen Geburtskräfte nachgeholt werden?

Ja.

Wenn Sie also zu einer Geburt gerufen werden, bei der Sie einen tiefen Querstand feststellen, was werden Sie tun?

Abwarten.

Nur wann werden Sie eingreifen?

Wenn eine Gefahr von seiten der Mutter oder des Kindes vorliegt.

Sind hier die Vorbedingungen zur typischen Zange erfüllt?

Nein.

Warum nicht?

Die Pfeilnaht verläuft nicht im geraden, sondern im queren Durchmesser des mütterlichen Beckens.

Können Sie trotz dieser nicht erfüllten Vorbedingungen die Zange anlegen und extrahieren?

Ja.

Im Gegensatz zu einer typischen Zange sprechen wir dann?

Von einer atypischen Zange.

Was soll das bedeuten?

Daß die Zange nicht entsprechend ihrer Kopfkrümmung an den queren Durchmesser des kindlichen Kopfes angelegt werden kann, und nicht entsprechend ihrer Beckenkrümmung beim Schluß der Zange im queren Durchmesser des mütterlichen Beckens zu liegen kommt.

Erster tiefer Querstand.

Lehrer:
Was wird das für Folgen haben?

Werden wir im Interesse des Kindes derartige Nachteile mit in Kauf nehmen?

Wie verläuft die spontane Geburt beim tiefen Querstand?

Wenn Sie aus mütterlicher oder fötaler Indikation die Zange anlegen, wie würden Sie die Zange anlegen, wenn Sie nur auf die Kopfkrümmung der Zange Rücksicht nehmen?
Ist dies möglich?

Wie würden Sie die Zange anlegen, wenn Sie nur auf die Beckenkrümmung der Zange Rücksicht nehmen?
Ist dies möglich?

Wie helfen Sie sich?

Wohin muß beim Schließen der Zange die Konkavität der Beckenkrümmung der Zange gerichtet sein?
Wohin kommt der linke Zangenlöffel?
Wohin der rechte?
Welchen Löffel legen Sie zunächst ein?
Warum weichen Sie hier von der Regel ab, ent-

Schüler:
Die Zange wird schlechter am kindlichen Kopf liegen und die mütterlichen Weichteile werden mehr gefährdet sein wie bei der typischen Zange.
Ja.

Der kindliche Kopf wird sich, während er mit seinem größten Umfange schon in der Beckenausgangsebene steht, noch so drehen, daß die Pfeilnaht in dem geraden Durchmesser zu liegen kommt und daß sich dann der Kopf entsprechend dem Austrittsmechanismus der Hinterhauptslage entwickelt.
Im geraden Durchmesser des mütterlichen Beckens, weil die Kopfkrümmung nur dem queren Durchmesser des mütterlichen Beckens angepaßt ist.

Nein, weil es der Beckenkrümmung der Zange widerspricht.
Im queren Durchmesser des mütterlichen Beckens.

Nein, weil dieses zu sehr der Kopfkrümmung der Zange widerspricht.
Ich lege die Zange im schrägen Durchmesser des mütterlichen Beckens an.
Nach links vorn, weil die Zange so gedreht werden muß, daß die kleine Fontanelle nach vorn kommt.

Links hinten im mütterlichen Becken.
Rechts vorn.
Den rechten.

Der rechte Löffel, der hier nach rechts vorn kommt, ist schwerer an-

Lehrer:	Schüler:
sprechend dem Bau der Zange den linken Löffel zuerst anzulegen?	zulegen, als der linke, da zwischen kindlichem Kopf und mütterlichem Becken rechts vorn wenig Platz ist. Wir legen deswegen den rechten **vorderen** Löffel zuerst an, ehe der Platz im Becken schon durch den im Becken liegenden linken Löffel noch mehr beengt ist.
Wenn Sie den rechten Löffel als ersten und den linken als zweiten anlegen, können Sie dann die Zange ohne weiteres ins Schloß bringen?	Nein, sondern ich muß zuerst die Löffel kreuzen.
Was werden Sie nach Schluß der Zange tun?	Nach Schluß der Zange werde ich die Zange so lange rotieren, bis die kleine Fontanelle von links seitlich nach vorn gekommen ist.
Wie werden Sie weiter verfahren?	Ich werde dann wie bei der typischen Hinterhauptslage in erster Position so lange ziehen, bis der Nacken des kindlichen Kopfes sich am unteren Rand der Symphyse als Hypomochlion anstemmt, werde dann mit den Griffen in 2. und 3. Position übergehen, bis der kindliche Kopf geboren ist.
Kann der Rotation der Zange der Zug stets unmittelbar folgen?	Nein, oft muß die Zange nach der Drehung des kindlichen Kopfes von neuem angelegt werden, weil die Zange durch die Rotation manchmal fast im geraden Durchmesser des mütterlichen Beckens liegt. Bei dieser Lage der Zange ist aber die Extraktion unmöglich.
In welchem Durchmesser des mütterlichen Beckens werden Sie dann die Zange, nachdem Sie sie nach erfolgter Rotation des kindlichen Kopfes abgenommen haben, zum Schluß bringen?	Im queren Durchmesser.
Wo machen sich mit Vorliebe die mütterlichen Weichteilverletzungen nach der Rotation der Zange bemerkbar?	In der linken und rechten seitlichen Scheidenwand.

V. Zweiter tiefer Querstand.

Lehrer:
Wie erfolgt die Geburt des Rumpfes des Kindes?

Schüler:
Wie bei der gewöhnlichen Hinterhauptslage.

Wie ist der Tastbefund?

Leitstelle des kindlichen Kopfes steht 3 Querfinger breit unterhalb der Linea interspinalis, kleine Fontanelle rechts seitlich, große Fontanelle links seitlich. Pfeilnaht verläuft im queren Durchmesser. Kleine und große Fontanelle stehen gleich hoch. Muttermund ist vollständig eröffnet.

Wenn aus materner oder fötaler Indikation die Zangenextraktion durchgeführt werden muß, in welchem Durchmesser werden Sie die Zange zum Schluß bringen?

Im schrägen Durchmesser des mütterlichen Beckens.

Wohin kommt der linke Zangenlöffel?

Links vorn.

Wohin der rechte?

Rechts hinten.

Welchen Zangenlöffel werden Sie zuerst einführen?

Den linken.

Wie werden Sie den Griff der Zange halten, wenn Sie den linken Zangenlöffel nach vorn bringen?

Ich werde den Zangenlöffel mit gesenktem Griff einführen und fiedelbogenförmig anfassen.

Müssen Sie auch hier beim Schließen der Zange die Löffel kreuzen?

Nein.

Wie werden Sie die Rotation und Extraktion ausführen?

Ich werde die Zange im Sinne des Uhrzeigers so lange drehen, bis die kleine Fontanelle vorn ist. Dann ziehe ich in erster Position so lange, bis der Nacken des Kindes am unteren Rand der Symphyse sich als Hypomochlion anstemmt und gehe in zweite und dritte Position über, bis der kindliche Kopf geboren ist.

VI. Schädellage bei hochstehendem kindlichen Kopf und gegebenen Mißverhältnis zwischen Kopf und mütterlichem Becken.

Lehrer: Was fühlen Sie?

Schüler: Die Leitstelle des kindlichen Kopfes steht zwei Querfinger breit oberhalb der Linea interspinalis, die kleine Fontanelle ist links seitlich, die große Fontanelle rechts seitlich zu fühlen. Die große Fontanelle steht etwas tiefer wie die kleine. Der Kopf ist mit einem kleinen Segment fest in den Beckeneingangsring eingetreten; der Muttermund ist vollständig eröffnet, die Blase ist gesprungen.

Liegt hier ein normaler Geburtsmechanismus vor?
Nein.

Warum nicht?
Wenn sich die Frau wie hier in der Austreibungsperiode befindet, der Muttermund vollständig eröffnet, die Blase gesprungen ist, so sollte der kindliche Kopf schon mit seinem größten Umfang durch die Beckeneingangsebene durchgetreten sein.

Wodurch kann das Nichteintreten des kindlichen Kopfes in das kleine Becken bedingt sein?
a) Durch ein Mißverhältnis zwischen kindlichem Kopf und mütterlichem Becken.
b) Durch falsche Einstellung des kindlichen Kopfes.

Welche falsche Einstellung des kindlichen Kopfes könnte in Betracht kommen?
Die hochgradige vordere oder hintere Hinterscheitelbeineinstellung.

Liegt eine solche Einstellung hier vor?
Nein, denn die Pfeilnaht verläuft quer in der Mitte zwischen Symphyse und Promontorium.

Liegt hier ein Mißverhältnis zwischen kindlichem Kopf und mütterlichem Becken vor?
Ja.

Ist der Kopf zu groß?
Nein.

Ist das Becken zu eng?
Ja. Es handelt sich um ein einfach plattes Becken.

Schädellage bei hochstehendem kindlichen Kopf.

Lehrer:
Wie groß ist die Conj. obstetrica?
Wie haben Sie diese gemessen?

Schüler:
8,0 cm.
Sie ist festgestellt
a) durch direkte Messung der Conj. obstetrica mit dem Gauß-Bylickischen Beckenmesser,
b) durch indirekte Messung und Schätzung der Größe der Conj. obstetr. aus der leicht meßbaren Conjug. diagonalis unter Abzug von etwa $1^1/_2$—2 cm.

Kann bei einem einfach platten Becken mit einer Conjugata obstetrica von 8,0 cm jetzt noch die spontane Geburt des kindlichen Kopfes erfolgen?

Ja.

Was werden Sie daher, wenn Sie zu einer solchen Geburt gerufen und diese Einstellung fühlen, zunächst tun?

Abwarten.

Wie lange werden Sie abwarten?

Es liegen zwei Möglichkeiten vor.
1. Der kindliche Kopf tritt doch bald tiefer. Dann ist seine Leitstelle unterhalb der Linea interspinalis zu fühlen. Der kindliche Kopf hat dann mit seinem größten Umfang die Beckeneingangsebene überwunden und seine weitere Geburt geht spontan vor sich.
2. Der Kopf tritt selbst nach stundenlangen kräftigsten Preßwehen nach dem Blasensprung in der Austreibungsperiode mit seiner Leitstelle nicht tiefer.

Das Verhalten ist hier verschieden in der klinischen und außerklinischen Geburtshilfe.

Tritt der kindliche Kopf auch nach stundenlangem Zuwarten bei kräftigen Preßwehen nach dem Blasensprung mit seiner Leitstelle nicht tiefer, was werden Sie dann tun?

Was werden Sie in der außerklinischen Geburtshilfe tun?

Ich werde warten, bis eine Gefahr von seiten der Mutter — wie Schwellung der äußeren Geschlechtsteile, blutiger Urin, Temperatursteigerung usw. — eintritt.

Schädellage bei hochstehendem kindlichen Kopf.

Lehrer:
Was werden Sie dann tun?

Was werden Sie tun, wenn beim Zuwarten nicht die Mutter, sondern das Kind in Gefahr kommt?

Warum werden Sie bei gefährdetem Kind nicht die Zange am hochstehenden Kopf anlegen?

Warum werden Sie nicht bei hochstehendem kindlichen Kopf die Wendung auf den Fuß mit nachfolgender Extraktion ausführen?

Was werden Sie in der klinischen Geburtshilfe tun?

Warum dürfen Sie nicht so lange warten wie in der außerklinischen Geburtshilfe, bis die Mutter in Gefahr ist?

Wo liegt auf Grund der Erfahrungen am Gebärbett beim einfach platten Becken die untere Grenze der spontanen Gebärmöglichkeit eines ausgetragenen normal großen Kindes.

Was werden Sie bei einer Conj. obstetr. von 7,0 cm tun, wenn der kindliche Kopf erst mit einem kleinen Segment in den Beckeneingangsring eingetreten,

Schüler:
Ich werde die Perforation und Kranioklasie auch des lebenden Kindes ausführen.

Ich werde, wenn der kindliche Kopf erst mit einem kleinen Segment im Beckeneingangsring steht, ruhig weiter zuwarten.

Weil die Zange kein Instrument ist, um das bestehende Mißverhältnis zwischen kindlichem Kopf und mütterlichem Becken auszugleichen.

Weil lange Zeit nach dem Blasensprung und Einwirkung kräftiger Preßwehen das Kind nicht mehr die genügende Beweglichkeit in der Gebärmutter hat.

Wenn nach stundenlangem Abwarten und Beobachtung des Geburtsverlaufes in der Austreibungsperiode nach dem Blasensprung sich in mir die Überzeugung gefestigt hat, daß der kindliche Kopf nicht weiter mit einem größeren Segment in den Beckeneingangsring eintritt, so werde ich möglichst vor Gefährdung der Mutter den cervikalen Kaiserschnitt ausführen.

Weil sich bei fiebernder Mutter der Mortalitätsprozent des cervikalen Kaiserschnittes wesentlich erhöht.

Bei einer Conjugata obstetrica von etwa 7,5 cm.

a) Ich werde in der außerklinischen Geburtshilfe bei der Unsicherheit der Schätzung der Größe der Conjugata obstetr. aus der gemessenen Größe der Conj. diagonalis den Blasensprung zunächst abwarten. Tritt auch dann der

Lehrer:
der Muttermund vollständig eröffnet und die Blase gesprungen ist?

Schüler:
kindliche Kopf trotz der Preßwehen nicht tiefer und kann ich die Frau keiner Klinik überweisen, so werde ich ohne eine Gefährdung der Mutter abzuwarten die Perforation und Kranioklasie auch des lebenden Kindes ausführen.

b) In der klinischen Geburtshilfe brauche ich, vorausgesetzt, daß ich die Größe der Conj. obstetr. mit dem Bylicki-Gaußschen Beckenmesser genau bestimmt habe, den Blasensprung nicht abwarten, sondern kann hier die günstigen Chancen benutzen und den Kaiserschnitt schon bei stehender Blase ausführen.

Was werden Sie tun bei einer Conj. obstetr. von 5,5 cm?

Ich werde sowohl in der außerklinischen wie in der klinischen Geburtshilfe den Kaiserschnitt ausführen.

Warum können Sie in der außerklinischen Geburtshilfe nicht den Kaiserschnitt durch die Perforation und Kranioklasie des Kindes ersetzen?

Weil bei einer Conj. obstetr. unterhalb 6,0 cm auch das zerstückelte Kind nicht mehr oder nur mit starker Gefährdung der Mutter durch den Geburtskanal hindurchzuziehen ist.

Was werden Sie tun bei einer Conj. obstetr. von 5,5 cm, wenn Sie erst zur Geburt gerufen werden bei stinkendem Fruchtwasser und hochfiebernder Frau.

Ich werde in der außerklinischen und klinischen Geburtshilfe den Porroschen Kaiserschnitt ausführen, um die mit hoher Wahrscheinlichkeit im Wochenbett zu erwartende septische Infektion nach Möglichkeit auszuschalten.

VII. Steißlage.

Was fühlen Sie?
Woran erkennen Sie den Steiß?

Vorliegender Teil ist der Steiß.
a) Bei stehender Blase und fehlender Steißgeschwulst am Kreuzbein und der Steißbeinspitze.
b) Nach gesprungener Blase und Ausbildung einer Steißgeschwulst an der Afteröffnung.

Womit können Sie die Afteröffnung verwechseln?

Mit der Mundöffnung.

Lehrer:
Wodurch unterscheiden sich beide?

Wo steht die Leitstelle des Steißes?
Wo steht also der kindliche Steiß mit dem größten Umfang?
Wie verläuft die Afterkerbe?
Was verstehen Sie unter Afterkerbe?
Wie verläuft die Hüftenbreite?
Wie weit ist der Muttermund eröffnet?
Kann die Steißlage spontan geboren werden?
Wenn Sie zur Geburt gerufen werden und finden den eben angegebenen Tastbefund, was werden Sie tun?
Wann werden Sie eingreifen?
Worin bestehen die Gefahren der Mutter?
Woran erkennen Sie die Gefahr des Kindes?

Warum ist hier nicht wie bei der Kopflage der Abgang von mekoniumhaltigem Fruchtwasser ein Zeichen des gefährdeten Kindes?
Wie erfolgt die spontane Geburt des Steißes?

Wie ist der Geburtsmechanismus beim Durchtritt des Bauches?

Schüler:
Die Mundöffnung ist umgeben von Kieferknochen, die Afteröffnung von Weichteilen.
Zwei Querfinger breit unterhalb der Linea interspinalis.
Ungefähr in der Beckenenge.

Im queren Durchmesser des mütterlichen Beckens.
Die Linie, die die Mitte des Steißbeines mit der Mitte der Symphyse verbindet.
Im geraden Durchmesser des mütterlichen Beckens.
Vollständig.

Ja.

Abwarten.

Wenn eine Gefahr von seiten der Mutter oder des Kindes vorliegt.
Die gleichen Gefahren wie bei der Kopflage.
An dem dauernden Sinken der kindlichen Herztöne unter 100 und dauerndem Steigen über 160.
Weil bei Beckenendlagen der Mekoniumzapfen mechanisch durch Druck des elastischen Scheidenschlauchs auf die Bauchwand des Kindes ausgedrückt werden kann.
Es tritt der Steiß soweit herunter, bis sich die vordere Hüfte an den unteren Rand der Symphyse anstemmt. Dann erfolgt eine Drehung um den geraden Durchmesser des kindlichen Beckens, bis die hintere Hüfte über den Damm schneidet.
Der Umfang des Bauches ist so gering, daß dieser keinen besonderen Geburtsmechanismus durchmacht.

Steißlage.

Lehrer:	Schüler:
Wie erfolgt der Durchtritt des Schultergürtels?	Der Schultergürtel tritt soweit herunter, bis die vordere Schulter sich an den unteren Rand der Symphyse als Hypomochlion anstemmt, dann erfolgt eine Drehung um den geraden Durchmesser des Schultergürtels, bis die hintere Schulter über den Damm schneidet.
Wie erfolgt die Geburt des nachfolgenden kindlichen Kopfes?	Beim Eintreten des kindlichen Kopfes mit seinem größten Umfange in die Beckeneingangsebene verläuft die Pfeilnaht des kindlichen Kopfes identisch mit dem queren Durchmesser der Beckeneingangsebene. Dann dreht sich beim Eintritt des kindlichen Kopfes in die Beckenenge und in die Beckenausgangsebene die Pfeilnaht aus dem queren durch den schrägen in den geraden Durchmesser des mütterlichen Beckens. Der Nackenhalswinkel stemmt sich an den unteren Rand der Symphyse als Hypomochlion an. Nun findet eine Drehung um den queren Durchmesser des kindlichen Kopfes statt, bis über dem Damm Kinn, Nase und Stirn geboren sind.
Welcher Durchmesser passiert als größter die Schamspalte der Mutter?	Der suboccipitobregmatikale Durchmesser.
Worin bestehen die Vorbedingungen bei der Extraktion am Beckenende?	a) Der Muttermund muß vollständig eröffnet sein; b) es darf kein Mißverhältnis zwischen kindlichem Kopf und mütterlichem Becken bestehen; c) die Blase muß gesprungen sein.
Sind diese Vorbedingungen hier im gegebenen Falle erfüllt?	Ja.
Wenn Sie bei gegebener Indikation und erfüllter Vorbedingung die Extraktion bei Steißlage ausführen, wie werden Sie diese technisch erledigen?	Ich gehe bei erster Steißlage mit dem Zeigefinger meiner linken Hand in die vordere Hüftbeuge ein und ziehe den Steiß soweit herunter, bis sich die vordere Hüfte an den unteren Rand der Symphyse anstemmt. Ich gehe dann mit dem Zeigefinger meiner rechten Hand in die nach hinten gelegene Hüftbeuge

Steißlage.

Lehrer:	Schüler:
	ein und hebe den Steiß über den Damm. Unter gleichzeitigem Druck der Hebamme von oben ziehe ich dann unter sägenden Bewegungen den kindlichen Rumpf so weit heraus, bis der untere Rand der nach vorn liegenden Skapula in der Schamspalte erscheint. Dann fühle ich nach, ob die Arme die normale Haltung beibehalten haben, d. h. über der Brust gekreuzt sind, oder ob sich beim Zuge am Beckenende die Arme emporgeschlagen haben.
Haben die Arme die normale Haltung behalten, wie werden Sie dann die Extraktion weiter ausführen?	Ich werde den Rumpf des Kindes stark nach hinten dammwärts drücken, bis sich die vordere Skapula unter der Symphyse anstemmt. Ich werde dann den Rumpf heben, bis die hintere Schulter bis zum Halse über dem Damm erschienen ist.
Was werden Sie tun, wenn durch den Zug am Rumpfe die Arme ihre normale Haltung über der Brust verloren haben und über den Kopf heraufgeschlagen sind?	Ich werde die Arme lösen.
Welchen Arm holen Sie zunächst herunter?	Den hinteren Arm, indem ich mit Daumen, Zeigefinger, Mittelfinger, der dem Rücken gegenüberliegenden, d. h. meiner rechten Hand an der hinteren Flanke des Kindes heraufgehe, den Daumen in die Achselhöhle des Kindes einlege und nun langsam unter Beihilfe von Zeigefinger und Mittelfinger den Arm des Kindes bis zum Ellbogen schiene und am Gesicht herunterziehe, über das Gesicht wische, bis der Arm geboren ist.
Wie lösen Sie den vorderen Arm?	Ich lege meine linke und rechte Hand breit an die Flanken des Kindes bis zum Schultergürtel, schiebe dann das Kind etwas zurück und bringe nun die vordere Schulter des Kindes mit einer Vierteldrehung des Rumpfes um seine Achse nach hinten. Dabei muß

Lehrer:

Warum können Sie die Lösung des Armes nicht in dem Augenblick ausführen, wenn der Arm vorn an der Symphyse liegt?

Wie entwickeln Sie den kindlichen Kopf?

Wie nennen wir diesen Handgriff?

Welchen Nachteil hat dieser Handgriff?

Durch welchen Handgriff können wir dies vermeiden?

Schüler:

der Rücken immer symphysenwärts schauen. Dann gehe ich genau wie bei der Lösung des rechten Armes mit Daumen, Zeigefinger und Mittelfinger meiner linken Hand ein und ziehe den linken Arm des Kindes herunter.

Weil dort im mütterlichen Becken kein genügender Platz ist.

Da durch die Extraktion am Rumpf, trotz Druck der Hebamme auf den kindlichen Kopf von den Bauchdecken aus, der Kopf des Kindes gewöhnlich in den Nacken zurückgebeugt ist, so gehe ich mit dem Zeigefinger meiner linken Hand, also der Hand, mit der ich den letzten Arm gelöst habe, in den Mund des Kindes ein und ziehe das Kinn des Kindes nach unten. Jetzt lege ich Zeigefinger und Mittelfinger der rechten Hand über die Schultern des Kindes, ziehe unter gleichzeitiger Rotation des Kinnes nach hinten den Kopf so weit herunter, bis der Nacken des Kindes sich an den unteren Rand der Symphyse als Hypomochlion anstemmt. Dann trete ich zur Seite und entwickle unter Rotation des kindlichen Kopfes um seinen queren Durchmesser allmählich Kinn, Nase und Stirn über den Damm.

Den Veit-Smellieschen Handgriff.

Beim Übergreifen über die Schulter des Kindes kann bei ungenügender Vorsicht die Zeigefinger- und Mittelfingerspitze an die Supraklavikulargrube des Kindes zu liegen kommen. Es kann dann durch Druck des Plexus gegen die erste Rippe die sogenannte Erbsche Lähmung entstehen.

Durch den Martin-Wiegandschen Handgriff.

Steißlage.

Lehrer:
Worin besteht dieser?

Schüler:
Ich übe nicht wie bei dem Veit-Smellieschen Handgriff mit dem Zeigefinger und Mittelfinger meiner rechten Hand einen Zug am Schultergürtel aus, sondern ich lege meine Hand oberhalb der Symphyse auf den kindlichen Kopf und drücke durch die Bauchdecken hindurch den kindlichen Kopf aus dem Becken der Frau heraus, indem die linke Hand wieder die Rotation des Kinnes nach hinten ausführt.

Ist die digitale Extraktion des Steißes eine leichte Aufgabe?
Nein! Sie kann auf fast unüberwindliche Hindernisse stoßen bei engen Weichteilen und großem Steiß.

Welche Maßnahmen können Sie dann zur Extraktion des Steißes treffen?
1. Kann ich an Stelle meines Zeigefingers der linken Hand bei I. Steißlage einen stumpfen Steißhaken von vorn über die vordere Hüfte des Kindes bringen und nun vermittelst des Steißhakens extrahieren.
2. Ich kann vermittelst des Bungeschen Schlingenführers ein elastisches Gummiband über die vordere oder über beide Hüften herüberführen und nun mit diesem extrahieren.

Welchen Nachteil haben diese instrumentellen Hilfen gegenüber der digitalen Extraktion?
Sie können leichter Verletzungen der Schenkelbeuge des Kindes bis zur Läsion des Nervus femoralis machen.

Welche weitere instrumentelle Hilfe können Sie verwenden, die diesen Nachteil vermeidet?
3. Die Zange am Steiß.

In welchem Durchmesser des Beckens werden Sie die Zange zum Schluß bringen, wenn der Steiß mit seinem größten Umfange im Beckenausgang steht und die Afterkerbe im queren Durchmesser verläuft?
Im queren Durchmesser des mütterlichen Beckens.

Wie werden Sie extrahieren?
Ich ziehe mit der Zange den Steiß so weit herunter, bis sich die vordere Hüfte an den unteren Rand der Symphyse als Hypomochlion anstemmt,

Lehrer:	Schüler:
	gehe dann mit den Zangengriffen aus der ersten in die zweite und dritte Position, bis der Steiß mit seiner hinteren Hüfte über dem Damm der Mutter geschnitten ist.
Ist die Zange am Steiß eine korrekte geburtshilfliche Operation?	Nein, weil die Zange in ihrer Kopfkrümmung nur dem queren Durchmesser des kindlichen Kopfes, aber nicht dem kindlichen Steiß angepaßt ist.

VIII. Beckenendlage. Fußlage.

Vorliegender Teil?	Der Fuß.
Woran erkennen Sie den Fuß?	An den Zehen.
Womit können wir den Fuß verwechseln?	Mit der Hand.
Wodurch unterscheidet sich Hand vom Fuß?	Der Daumen läßt sich gegen die Volarfläche der Hand, dagegen läßt sich die große Zehe nicht gegen die Planta pedis opponieren.
Wohin öffnet sich hier die Kniekehle?	Nach links.
Infolgedessen liegt welche Beckenendlage vor?	Eine erste Beckenendlage.
Wohin sieht die große Zehe, wohin die kleine?	Die kleine Zehe sieht nach vorn, die große nach hinten.
Welcher Fuß liegt also vor?	Der linke Fuß.
Um was für eine Beckenendlage handelt es sich?	Um eine I. unvollkommene Fußlage mit Vorfall des vorderen Fußes.
Was werden Sie tun?	Abwarten.
Wenn Sie bei gegebenen Vorbedingungen und Gefährdung des Kindes extrahieren, wie werden Sie dies technisch ausführen?	Ich werde am kindlichen Bein mit meiner linken Hand in erster Position so lange ziehen, bis sich die vordere linke Hüfte an den unteren Rand der Symphyse als Hypomochlion anstemmt; ich werde dann möglichst bald mit dem Zeigefinger meiner rechten Hand in die nach hinten gelegene rechte Hüftbeuge eingehen und unter gleichmäßigem Zug meiner linken und rechten Hand die rechte Hüfte über dem Damm entwickeln.

Lehrer:

Wie erfolgt die weitere Extraktion des Kindes?

Welche Extraktion ist leichter, die bei Fußlage oder die bei Steißlage?

Können Sie sich diese Erfahrung bei vorhandener Steißlage zunutze machen?

Schüler:

Nach den oben bei der Steißlage gegebenen Maßnahmen.

Die Extraktion bei unvollkommener Fußlage.

Ja! Wir können hieraus eine relative Indikation zur Herstellung einer unvollkommenen Fußlage mit Vorfall des vorderen Fußes ableiten bei noch über dem Beckeneingangsring beweglich stehenden kindlichen Steiß. Wir können bei hochstehendem kindlichen Steiß eingehen und den vorderen Fuß des Kindes herunterschlagen. Der Eingriff ist ein so einfacher, daß er auch ohne materne oder fötale Indikation als sogenannte relative Indikation zur Verbesserung der kindlichen Lage ausgeführt werden darf.

IX. Querlage.

Was fühlen Sie?

Was fühlen Sie beim Weiterhinaufgehen als vorliegenden Teil?

Woran erkennen Sie diese?

Wohin öffnet sich die Achselhöhle.

Wo liegt also der kindliche Kopf?

Wie nennen wir eine solche Lage?

Wie steht die Skapula zur Klavikula?

Welche Unterabteilung der zweiten Querlage haben wir also hier?

Das kleine Becken leer.

Die Schulter.

An den dreieckigen Knochen der Skapula und an den röhrenförmigen Knochen der Klavikula.

Nach der linken mütterlichen Seite.

Auf der rechten Darmbeinschaufel.

Eine zweite Querlage.

Die Skapula liegt vorn, die Klavikula hinten.

Eine dorsoanteriore Querlage.

Querlage.

Lehrer:	**Schüler:**
Wie weit ist der Muttermund eröffnet?	5-Markstück-groß.
Steht die Blase noch?	Ja!
Sind Mutter oder Kind in Gefahr?	Nein.
Kann eine Querlage spontan geboren werden?	Nein.
Was müssen Sie also tun?	Ich muß aus der Querlage eine Geradlage, sei es Kopf- oder Beckenendlage herstellen, die spontan geboren werden kann.
Werden Sie also auch ohne Gefährdung der Mutter und des Kindes einen Eingriff machen?	Ja, die Lage des Kindes an und für sich indiziert einen Eingriff.
Werden Sie in diesem Fall sofort aus der Querlage eine Längslage herstellen?	Ja! Ich werde die Beweglichkeit des Kindes bei stehender Fruchtblase benutzen, um aus der Querlage die Kopflage durch äußere Handgriffe herzustellen.
Wie nennen wir diese Wendung?	Äußere Wendung.
Warum stellen Sie bei der äußeren Wendung aus der Querlage eine Kopflage her und nicht eine Beckenendlage?	Weil wir mit den äußeren Handgriffen eine bessere Handhabe am kindlichen Kopf wie am kindlichen Steiß haben und daher den kindlichen Kopf besser dahin dirigieren können, wohin wir ihn wollen, nämlich in den Beckeneingangsring.
Was sagt Ihnen nach ausgeführter äußerer Wendung auf den Kopf die Erfahrung am Gebärbett?	Die Erfahrung sagt uns, daß der kindliche Kopf stets die Tendenz hat, wieder dorthin abzuweichen, woher er gekommen ist, also in diesem Falle auf die rechte Darmbeinschaufel.
Wie können Sie dieses Abweichen des kindlichen Kopfes auf die rechte Darmbeinschaufel verhindern?	Durch Lagerung der Kreißenden.
Wie werden Sie in diesem Fall die Frau lagern?	Auf die rechte Seite.
Wenn die Lagerung der Frau allein nicht genügt, was können Sie dann zur Fixation des kindlichen Kopfes im Beckeneingangsring tun?	Ich werde nach Ausführung der Wendung auf Kopflage die Blase sprengen.

Querlage.

Lehrer:	Schüler:
Können Sie dann die Frau, da jetzt eine normale Kopflage vorliegt, verlassen?	Nein!
Wann dürfen Sie die Frau verlassen?	Wenn der Kopf durch die Wehen so weit heruntergetreten ist, daß die Leitstelle des kindlichen Kopfes unterhalb der Linea interspinalis zu tasten ist.
Ist die Blasensprengung bei 5-Markstück-großem Muttermund ein für Mutter und Kind gleichgültiger Eingriff?	Nein! Der frühzeitige Blasensprung verlängert die Geburt etwas und macht die Wehen schmerzhafter.
Werden Sie diese Nachteile trotzdem in Kauf nehmen, gegenüber dem Vorteil der hergestellten fixierten Kopflage?	Ja!
Ist Ihnen die äußere Wendung bei 5-Markstückgroßem Muttermund und bei stehender Blase mißlungen, wie es häufig bei fetten und spannenden Frauen vorkommt, was werden Sie dann tun?	Ich werde zunächst abwarten.
Wie lange werden Sie abwarten?	Wenn möglich so lange, bis der Muttermund handtellergroß oder vollständig eröffnet ist.
Warum werden Sie so lange abwarten?	Weil beim Versagen der äußeren Wendung gewöhnlich dann durch innere Handgriffe eine Beckenendlage hergestellt werden muß. Hierbei kann die Nabelschnur leicht von der wendenden inneren Hand gedrückt werden oder die Nabelschnur vorfallen, das Kind also in Gefahr kommen. Wir sind aber nur dann in der Lage, das gefährdete Kind sofort nach der Wendung zu extrahieren, wenn der Muttermund vollständig eröffnet ist.
Welches Ereignis kann Sie trotzdem zwingen, schon vor vollständiger Eröffnung des Muttermundes die Wendung auszuführen?	Wenn die Fruchtblase schon spontan vor der vollständigen Eröffnung des Muttermunds springt.

Querlage.

Lehrer:
Warum dürfen Sie nach dem Blasensprung mit der Wendung nicht mehr länger warten?

Angenommen, der Tastbefund ergäbe, daß der Muttermund vollständig eröffnet, und die Blase gesprungen wäre und es bestände zweite dorsoanteriore Querlage. Was werden Sie tun?

Was verstehen wir unter innerer Wendung?

Welche Lage werden Sie bei der inneren Wendung aus der zweiten dorsoanterioren Querlage herstellen?

Warum nicht eine Kopflage, sondern eine Beckenendlage?

Bei der zweiten dorsoanterioren Querlage gehen Sie mit welcher Hand in die inneren Genitalien ein?

Welchen Fuß holen Sie herunter?

Wenn Sie den Fuß herunterziehen, welche Beckenendlage haben Sie dann hergestellt?

Was sind die Manipulationen der äußeren Hand?

Schüler:
Weil das Fruchtwasser reichlich abfließen, die Gebärmutterwände sich enger um die Frucht legen können. Damit wird die Wendung aus der Querlage in die Beckenendlage wesentlich erschwert.

Ich werde die innere Wendung ausführen, und zwar sofort.

Eine Wendung, bei der wir mit der ganzen Hand in die Scheide und mit der ganzen Hand in die Gebärmutter eingehen.

Eine Beckenendlage.

Weil die hauptsächlich manipulierende innere Hand nur am Beckenende des Kindes die nötige Handhabe hat, um es in das kleine Becken der Frau herunterzuziehen.

Mit der rechten Hand.

Ich gehe mit der inneren rechten Hand an der unteren Flanke des Kindes entlang bis zum Steiß und hole den unteren, den linken Fuß herunter.

Aus einer zweiten dorsoanterioren Querlage eine erste unvollkommene Fußlage mit Vorfall des vorderen Fußes.

Es sind im wesentlichen drei Funktionen. Beim Eindringen der Hand in die inneren Geschlechtsteile der Frau und beim Herausdrücken der kindlichen Schulter mit der inneren Hand aus dem Beckeneingangsring wird als erster

Querlage.

Lehrer:

Schüler:
äußerer Handgriff die äußere Hand helfen, den kindlichen Kopf von der Beckenschaufel wegzudrücken. Sobald die innere Hand an der Flanke des Kindes bis zum Steiß gegangen ist, wird als zweiter äußerer Handgriff die äußere Hand den Steiß des Kindes der inneren Hand entgegendrücken. Sobald die innere Hand den unteren Fuß erfaßt hat und ihn in den Beckenring hereinzieht, wird als dritter äußerer Handgriff die äußere Hand möglichst stark den kindlichen Kopf in den Fundus uteri heraufdrücken, um die Umdrehung des Kindes aus der Querlage in die Geradlage der inneren Hand zu erleichtern.

Werden Sie an diese Wendung gleich die Extraktion anschließen?
Nein.

Warum nicht?
Weil durch Herstellung der Geradlage aus der Querlage der geburtshilflichen Indikation Genüge geleistet ist.

Nur wann werden Sie extrahieren?
Wenn eine Gefahr von seiten der Mutter oder des Kindes vorliegt, und wenn gleichzeitig die Vorbedingungen zur Extraktion des Kindes erfüllt sind.

Warum erzielen Sie nicht aus der Querlage eine Steißlage?
Weil bei der unvollkommenen Fußlage eine eventuell notwendige Extraktion viel leichter ist, wie bei einer Steißlage.

Warum erzielen Sie nicht eine vollkommene Fußlage, sondern eine unvollkommene?
Weil bei der unvollkommenen Fußlage die mütterlichen Weichteile durch den heraufgeschlagenen Fuß besser für den schnellen Durchtritt des nachfolgenden kindlichen Kopfes geweitet werden.

Warum erzielen Sie eine unvollkommene Fußlage mit Vorfall des vorderen und nicht des hinteren Fußes?
Weil bei der Herstellung einer unvollkommenen Fußlage mit Vorfall des hinteren Fußes eine Schwierigkeit bei einer eventuell notwendig werdenden Extraktion dadurch entstehen kann, daß sich bei der Zugrichtung am hinteren Fuß die vordere Hüfte mit dem emporgeschlagenen Bein sich auf der

Querlage.

Lehrer:

Springt bei erster dorsoanteriorer Querlage die Blase schon, wenn der Muttermund 5-Markstück-groß eröffnet ist, Sie also nicht mit der ganzen Hand in die Gebärmutter eindringen können, wie verfahren Sie dann?

Wie nennen wir eine derartige Wendung, bei welcher nur 3 oder weniger Finger in die Gebärmutter eingehen können?

Werden Sie bei der kombinierten Wendung auf den Kopf oder das Beckenende wenden?

Wie werden Sie im übrigen bei der kombinierten Wendung verfahren?

Werden Sie der Wendung gleich die Extraktion anschließen?

Warum nicht?

Wenn das Kind bei der Wendung in Gefahr ist, der Muttermund aber erst 5-Markstück-groß eröffnet ist, werden Sie dann der Wendung die Extraktion anschließen?

Wie werden Sie bei erster dorsoanteriorer Querlage verfahren?

Was werden Sie tun, wenn nicht eine Schulter vorliegt, sondern ein Arm nach gesprungener Blase vorgefallen ist?

Schüler:

Symphyse anhaken, auf ihr reiten kann.

Ich schiebe auch jetzt die Wendung nach gesprungener Blase zeitlich nicht mehr auf, sondern wende sofort, indem ich mit der ganzen Hand in die Scheide, mit 3 Fingern in die Gebärmutter eingehe.

Wir nennen diese Wendung die kombinierte Wendung.

Im allgemeinen auf das Beckenende, weil auch hier die innere Hand mehr Einfluß auf die Herstellung einer Längslage wie die äußere Hand hat; die innere Hand aber besser am Beckenende angreift wie am Kopf.

Genau so wie bei der inneren Wendung.

Nein!

Weil die Vorbedingungen nicht erfüllt sind.

Nein, weil in der Praxis die Extraktion bei unvollständig eröffnetem Muttermund eine zu große Gefahr für die Mutter bedeutet.

Genau in gleicher Weise wie bei der zweiten dorsoanterioren Querlage, nur mit entsprechendem Wechsel der Hände.

Ich werde den Arm anschlingen, sonst aber verfahren wie bei einer Schulterlage.

X. Wendung bei dorsoposteriorer Querlage.

Lehrer:
Was fühlen Sie?
Wenn Sie höher hinaufgehen?
Wohin öffnet sich die Achselhöhle.
Wie steht die Skapula zur Klavikula?
Wie definieren Sie die Lage jetzt genauer?
Wie weit ist der Muttermund eröffnet?
Steht die Blase noch?

Ist Mutter oder Kind in Gefahr?
Was werden Sie tun?

Sofort, oder werden Sie noch zuwarten?
Mit welcher Hand gehen Sie in die inneren Geschlechtsteile ein?
Welchen Fuß holen Sie herunter?
Sie erzielen dann aus der ersten dorsoposterioren Querlage was für eine Beckenendlage?
Worauf haben Sie besonders hier bei der Wendung von dorsoposteriorer Querlage in Beckenendlage zu achten.
Warum ist das hier besonders wichtig?
Wann ist die Wendung vollendet?
Werden Sie an die Wendung die Extraktion anschließen?

Schüler:
Das Becken leer.
Dann komme ich an die Schulter.

Nach rechts. Es ist also eine erste Querlage.
Die Skapula steht hinten, die Klavikula vorn.
Erste dorsoposteriore Querlage.

Kleinhandtellergroß.

Nein, sie ist vor einiger Zeit gesprungen.
Nein.

Ich werde die kombinierte Wendung machen.
Nein, sofort wegen der Gefahr der Verschleppung der Querlage.
Mit meiner linken Hand.

Den oberen, den rechten Fuß.

Aus der ersten dorsoposterioren Querlage eine zweite unvollkommene Fußlage mit Vorfall des vorderen Fußes.
Daß ich vor Herunterholen des Fußes die Schulter und den kindlichen Kopf von der Darmbeinschaufel wegdrücke.

Weil es sonst leicht zu einer Überquerung der Extremitäten kommen kann.
Sobald die Kniekehle in der Vulva sichtbar ist.
Nein.

36 Wendung aus Kopf- in Beckenendlage bei Nabelschnurvorfall.

Lehrer:
Warum nicht?

Wenn die kindlichen Herztöne nach der Wendung dauernd unter 100 sind, werden Sie dann extrahieren?

Schüler:
Weil keine Indikation von Mutter und Kind vorliegt.

In diesem Falle nein, weil der Muttermund noch nicht vollständig eröffnet und damit die Vorbedingung zur Extraktion am Beckenende noch nicht gegeben ist.

XI. Wendung aus Kopf- in Beckenendlage bei Nabelschnurvorfall.

Was fühlen Sie?

Wenn Sie mit dem tastenden Finger höher hinaufgehen?

Wo steht die Leitstelle?

Steht der Kopf mit einem Segment fest im Beckeneingangsring?

Wo steht die kleine, wo die große Fontanelle?

Was für eine Lage liegt hier vor?

Wie weit ist der Muttermund eröffnet?

Steht die Blase noch?

Was fühlen Sie im Zervikalkanal?

Was werden Sie tun?

Gelingt dieses?

Das Becken leer.

Dann komme ich auf den kindlichen Kopf.

Zwei Querfinger breit oberhalb der Linea interspinalis.

Nein, beweglich.

Die kleine Fontanelle steht links seitlich, die große rechts seitlich, die Pfeilnaht verläuft im queren Durchmesser des mütterlichen Beckens.

Eine erste Hinterhauptslage.

5-Markstück-groß.

Nein, sie ist eben gesprungen.

Die pulsierende Nabelschnur.

Ich werde versuchen, die Nabelschnur zu reponieren.

Ja, leicht. Aber da der bewegliche, im Beckeneingangsring stehende kindliche Kopf das Becken nicht ganz abschließt, so fällt gewöhnlich bei dem nächsten abgehenden Fruchtwasserschwall wieder eine Nabelschnurschlinge vor.

Wendung aus Kopf- in Beckenendlage bei Nabelschnurvorfall.

Lehrer:	Schüler:
Wie können Sie dies verhüten?	Dadurch, daß ich den Zervikalkanal mit einem Kindesteil dichter abschließe wie durch den vorliegenden beweglichen kindlichen Kopf.
Wie machen Sie das?	Durch Herstellung einer unvollkommenen Fußlage.
Wenn Sie die Wendung ausführen, mit welcher Hand gehen Sie ein?	Mit meiner linken Hand.
Mit wieviel Finger gehen Sie in die Scheide ein?	Mit der ganzen Hand.
Mit wieviel Finger in die Gebärmutter?	Mit zwei Fingern.
Was sind die Funktionen der äußeren Hand?	Genau die gleichen wie bei der kombinierten Wendung aus Querlage.
Welchen Fuß holen Sie herunter?	Den vorderen Fuß.
Welche Beckenendlage erzielen Sie?	Aus der ersten Kopflage eine zweite unvollkommene Fußlage mit Vorfall des vorderen Fußes.
Was machen Sie mit der Nabelschnur?	Ich nehme sie mit den zwei tuschierenden Fingern möglichst weit hoch hinauf in den Fundus uteri und ziehe dann schnell den Fuß herunter.
Wann ist die Wendung vollendet?	Wenn die Kniekehle in der Vulva sichtbar ist.
Werden Sie der Wendung die Extraktion gleich anschließen?	Nein.
Aber das Kind ist doch in Gefahr durch den Nabelschnurvorfall?	Ja, aber ich kann nicht extrahieren, weil der Muttermund noch nicht vollständig eröffnet ist.
Werden Sie eine Zervixinzision machen?	In klinischer Geburtshilfe ja, in außerklinischer Geburtshilfe nein.
Wenn bald Preßwehen eintreten und der Muttermund vollständig eröffnet ist, was werden Sie dann tun?	Dann werde ich möglichst bald extrahieren.

XII. Wendung aus Kopf- in Beckenendlage bei Placenta praevia.

Lehrer:	Schüler:
Was fühlen Sie?	Das Becken leer.
Wie weit ist der Muttermund eröffnet?	5-Markstück-groß.
Was liegt im Muttermund?	Ein schwammiges Fleischstück, die Plazenta.
Fühlen Sie durch die Plazenta einen vorliegenden Teil?	Ja, den Kopf, und erkenne, daß er noch beweglich über dem Beckeneingangsring steht. Die kleine Fontanelle ist rechtsseitlich, die große Fontanelle links seitlich zu tasten.
Was sehen Sie?	Die Frau blutet stark.
Wodurch kann in der Eröffnungsperiode bei einer gebärenden Frau eine starke Blutung auftreten?	Im allgemeinen nur bei zwei Komplikationen: 1. bei Placenta praevia, 2. bei vorzeitiger Lösung der Plazenta.
Was liegt hier vor?	Placenta praevia.
Warum?	Ich fühle deutlich einen Plazentarteil.
Was werden Sie zur Stillung der Blutung in der Praxis tun?	Ich werde die kombinierte Wendung nach Braxton Hicks anwenden.
Mit welcher Hand gehen Sie in diesem Falle ein?	Mit der rechten Hand.
Wie lagern Sie die Frau bei der Wendung?	Entweder im Querbett in Rückenlage oder im Längsbett in linker Seitenlage. Im zweiten Falle trete ich vom Rücken an die Gebärende heran.
Welchen Fuß holen Sie herunter?	Den vorderen, den linken Fuß.
Welche Beckenendlage erzielen Sie?	Aus der zweiten Kopflage eine erste unvollkommene Fußlage mit Vorfall des vorderen Fußes.
Werden Sie nach vollendeter Wendung die Extraktion anschließen?	Nein, niemals, auch wenn das Kind schwer gefährdet ist.
Warum sind Sie hier besonders zurückhaltend?	Weil die Erfahrung lehrt, daß bei unvollständig eröffnetem Muttermund und Placenta praevia auch ein leichter Zug am Fuße genügt, tiefe Risse in die Zervixwand mit nachfolgender starker Blutung zu verursachen.

Lehrer
Sie werden also selbst auf die Gefahr hin, daß das Kind bei unvollständig eröffnetem Muttermund abstirbt, ruhig zuwarten?
Steht nach vollendeter Wendung die Blutung jedesmal?
Ist dann die Gefahr der Verblutung von der Mutter abgewendet?

Schüler:
Ja, weil bei Placenta praevia die Mutter sich in so schwerer Gefahr befindet, daß ihr jeder Blutverlust erspart werden muß.

Ja.

Nein. Erfahrungsgemäß kommt es in der Nachgeburtsperiode infolge pathologischer Insertion des Eies im Isthmus noch häufig zu Komplikationen — Plazentarlösung, Nachgeburtsblutung. Außerdem kann nach Ausstoßung der Nachgeburt durch ungenügende Kontraktion des durch falsche Eiinsertion besonders geschädigten Isthmus ebenfalls eine lebensgefährliche Blutung eintreten.

XIII. Wendung aus Kopf- in Beckenendlage bei gefährdetem Kinde.

Was fühlen Sie?
Wie weit ist der Muttermund eröffnet?
Im Muttermund fühlen Sie?

Steht der Kopf fest oder beweglich über dem Beckeneingangsring?
Während Ihres Tuschierens springt die Blase und es geht Mekonium ab. Wofür ist dieses ein wahrscheinliches Zeichen?
Was liegt also für eine Indikation vor?
Welche Extraktion werden Sie wählen?

Das Becken leer.
Vollständig.

Kindlichen Kopf, dessen Leitstelle 3 Querfinger breit oberhalb der Linea interspinalis steht.
Er ist beweglich über dem Beckeneingangsring.

Ein Zeichen für die Gefährdung des Kindes.

Die Indikation zu einer möglichst baldigen Extraktion des Kindes.
Die Zange.

40. Wendung aus Kopf- in Beckenendlage bei gefährdetem Kinde.

Lehrer:
Nein!!! Warum nicht?

Schüler:
Weil hier die wichtigste Vorbedingung zur Extraktion mit der Zange nicht erfüllt ist, der Kopf steht nicht fest im Becken.

Welcher Extraktionsmodus bleibt Ihnen dann zur Rettung des Kindes nur noch übrig?

Nur die manuale Extraktion.

Sind die Vorbedingungen zur manualen Extraktion erfüllt?

Ja!

Warum?

Der Muttermund ist vollständig eröffnet; es besteht kein nachweisbares Mißverhältnis zwischen Kopf und Becken.

Wie werden Sie die manuale Extraktion ausführen?

Ich muß zunächst wenden aus Kopf- in Beckenendlage, da ich am vorangehenden Kopf keine Handhabe zur manualen Extraktion habe.

Welche Kopflage liegt vor?

Erste Kopflage.

Warum?

Die kleine Fontanelle ist links seitlich, die große rechts seitlich zu fühlen.

Mit welcher Hand gehen Sie ein?

Mit meiner linken Hand.

Welchen Fuß holen Sie herunter?

Den vorderen Fuß.

Welche Beckenendlage erzielen Sie?

Aus der ersten Kopflage eine zweite unvollkommene Fußlage mit Vorfall des vorderen Fußes.

Werden Sie an die Wendung gleich die Extraktion anschließen?

Ja!

Warum werden Sie nun in diesem Falle im Gegensatz zu den früheren an die Wendung gleich die Extraktion anschließen?

Weil 1. die Vorbedingungen zur Extraktion erfüllt sind und weil 2. ich die Beckenendlage nur hergestellt habe, um das gefährdete Kind baldmöglichst aus den mütterlichen Geschlechtsteilen zu entfernen.

MIX
Papier aus verantwortungsvollen Quellen
Paper from responsible sources
FSC® C105338

If you have any concerns about our products,
you can contact us on
ProductSafety@springernature.com

In case Publisher is established outside the EU,
the EU authorized representative is:
**Springer Nature Customer Service Center GmbH
Europaplatz 3, 69115 Heidelberg, Germany**

Printed by Libri Plureos GmbH
in Hamburg, Germany